AF365998

Antipalúdicos en el tratamiento del lupus eritematoso sistémico

Coordinadores
Dr. Ricard Cervera
Dr. Juan Jiménez-Alonso

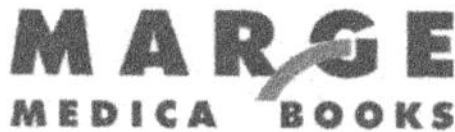

Antipalúdicos en el tratamiento del lupus eritematoso sistémico
Coordinadores: Dr. Ricard Cervera, Dr. Juan Jiménez-Alonso
1.ª edición 2008

ISBN edición impresa: 978-84-86684-90-7 / ISBN edición digital: 978-84-16171-25-5
Edición original publicada por ICG Marge, SL, Barcelona, España
Derechos reservados © ICG Marge SL, 2017, incluido el diseño de la cubierta

Segunda edición: Alfaomega Colombiana, SA

© 2020, **Alfaomega Colombiana, SA**

© 2008 **ICG Marge, SL**
Barcelona, España
marge@margebooks.com
www.margebooks.com

ISBN:

Antipalúdicos en el tratamiento del lupus eritematoso sistémico

Juan Jiménez-Alonso
Unidad de Enfermedades
Autoinmunes Sistémicas
Servicio de Medicina Interna
Hospital Universitario Virgen
de las Nieves
Granada
jjimenezalonso@gmail.com

Guillermo Ruiz-Irastorza
Departamento de Medicina
Facultad de Medicina de la
Universidad del País Vasco
Euskal Herriko Unibertsitatea
Servicio de Medicina Interna
Hospital de Cruces
Barakaldo (Bizkaia)
r.irastorza@euskalnet.net

1 Introducción

El pronóstico de los enfermos con lupus eritematoso sistémico (LES) ha mejorado significativamente en los últimos años, gracias a un mejor control de las complicaciones derivadas de la propia enfermedad y de los tratamientos empleados. También han surgido terapias basadas en el uso de nuevos inmunodepresores, como el micofenolato mofetilo, y agentes biológicos, como anticuerpos monoclonales contra citocinas o receptores, que actuarían sobre los mecanismos patogénicos del lupus. Sin embargo, por ahora su uso es limitado y la escasa experiencia de la que se dispone proviene de estudios que cuentan con un número limitado de pacientes a los que se ha dedicado poco tiempo de seguimiento o de casos anecdóticos, en los que el tratamiento convencional ha fracasado. Por ello, los tratamientos tradicionales siguen vigentes, e incluso a algunos de éstos se les reconocen propiedades más allá de sus acciones inmunomoduladoras. Éste es el caso de los antipalúdicos (AP), y en particular de la hidroxicloroquina (HCQ), de la que se sigue produciendo un importante volumen de datos, que hacen de ella uno de los principales fármacos para el tratamiento de los enfermos con LES.

2 Historia

Los AP se emplean empíricamente desde hace muchos años para tratar el lupus. En 1894, Payne usó por primera vez con éxito la quinina para tratar a un paciente con lupus cutáneo. Posteriormente, durante la Segunda Guerra Mundial, se observó la inesperada mejoría clínica que experimentaban los soldados con LES y artritis reumatoide (AR) cuando tomaban mepacrina para tratar o prevenir la malaria. En 1951, Page destacó el relevante papel que desempeñaban los AP en el tratamiento del LES, aunque no fue hasta la década de los setenta cuando se realizaron los primeros estudios controlados en los que se demostró su eficacia.[1] Desde entonces, los AP han sido utilizados de manera generalizada en los pacientes con LES y otras enfermedades autoinmunes. En el momento actual, su indicación principal sigue siendo el lupus leve-moderado. En España, la HCQ está disponible sólo desde el año 2002, por lo que con anterioridad la cloroquina (CQ) era el AP más empleado.

3   Farmacocinética

La CQ y la HCQ son derivados de la 4-aminoquinoleina. Su absorción por el tracto gastrointestinal es rápida y no se modifica con la ingesta de alimentos. Su unión a las proteínas plasmáticas es del 55 % y tienen una buena biodisponibilidad. Se acumulan en el hígado, el bazo, los riñones, los pulmones y en los tejidos ricos en melanina, lo que explica su potencial efecto tóxico sobre la retina. Tiene una vida media de 40-50 días, pero permanece en los tejidos durante muchos meses, e incluso años tras la interrupción del tratamiento.[2] Su metabolización se realiza en el hígado y la excreción es por vía renal, por lo que se debe ajustar la dosis en los enfermos con afectación hepática o insuficiencia renal. El tabaco parece disminuir la eficacia de la HCQ en los pacientes que padecen lupus cutáneo,[3] si bien los niveles séricos de HCQ y sus metabolitos son similares en los enfermos con LES, independientemente de que fueran o no fumadores.[4]

4   Mecanismos de acción inmunomoduladora

El mecanismo de acción de los AP se desconoce aún. Se ha sugerido que su efecto principal sería interrumpir el procesamiento antigénico por parte de las células presentadoras de antígenos. Poseen un importante tropismo por los lisosomas y aumentan el pH intralisosomal, alterando la degradación de los antígenos y dificultando la unión de los péptidos resultantes al complejo mayor de histocompatibilidad (HLA) de clase II, imprescindible para estimular los linfocitos T *helper* CD4+; así, bloquean la respuesta inmune.[5] Esta inhibición se produce de forma selectiva sobre los antígenos de baja afinidad, como los autoantígenos, sin un efecto apreciable sobre la respuesta inmune a antígenos de alta afinidad, por ejemplo los bacterianos. Esto explica la acción inmunomoduladora, pero no inmunodepresora de los AP. Además, son capaces de disminuir la producción de citocinas proinflamatorias como la interleucina (IL)-12 y el factor de necrosis tumoral (TNF)-alfa[6] e interferir en la cascada de activación de los linfocitos T y en la producción de anticuerpos por parte de los linfocitos B. En los últimos años, se ha señalado la respuesta inmune innata, dependiente de los Toll-like receptors (TLR) 7, 8 y 9, como una de las principales vías patogénicas del LES. La acción de los AP sobre el pH lisosomal puede impedir la activación de los TLR7, TLR8 y TLR9.[7]

5   Efectos sobre la actividad lúpica

Los AP han demostrado ejercer un notable efecto sobre el control de la actividad del LES, disminuyendo el número de exacerbaciones a largo plazo. En general, la dosis de inicio recomendada para la HCQ es de 400 mg (6,5 mg/kg/día) en una dosis diaria o fraccionada en dos tomas. Su efecto terapéutico suele comenzar entre la segunda y la sexta semana después, y el pico máximo de eficacia se alcanza a los tres-seis meses. Una vez conseguido el efecto terapéutico, se puede reducir la dosis progresivamente hasta llegar a la mínima necesaria para mantener controlada la enfermedad. El tratamiento puede prolongarse de manera indefinida mientras no aparezcan signos de toxicidad. En caso de no alcanzar una respuesta suficiente, se ha sugerido la posibilidad de combinar la HCQ con otros AP, a dosis inferiores o en días alternos.

En un ensayo clínico clásico, la retirada de la HCQ supuso un riesgo 2,5 veces mayor de presentar nuevos brotes tras un seguimiento de 24 semanas, incluso el riesgo de padecer exacerbaciones graves, si bien en el caso de estas últimas con una significación estadística límite.[8] Otro ensayo clínico de CQ frente a placebo llevado a cabo en 24 pacientes mostró una menor frecuencia de brotes y una mayor reducción de las dosis de corticoides en los pacientes que recibieron CQ.[9] En un estudio con 71 pacientes se apreció una mejoría en la clínica articular de los pacientes tratados con HCQ,[10] y en algunas cohortes observacionales se sugiere un papel adyuvante de la HCQ en el tratamiento de la nefropatía lúpica.[11,12]

6 Efectos metabólicos

Los AP actúan de forma favorable sobre el metabolismo glucémico y lipídico. Por un lado, la HCQ posee un efecto hipoglucemiante que prevalece incluso cuando se usa simultáneamente con corticoides.[13] Este efecto de los AP sobre el control glucémico también se ha demostrado en pacientes no lúpicos que padecen diabetes mellitus tipo II con una pobre respuesta a sulfonilureas.[14] La forma en que los AP producen este efecto es compleja: la inhibición de la degradación de la insulina[15] y la prolongación de la vida media del complejo receptor-insulina activado, promoviendo la incorporación tisular de la glucosa,[16] son dos de los mecanismos propuestos. Un reciente estudio observacional en una cohorte de 4.905 pacientes con artritis reumatoide ha mostrado una reducción en el riesgo de desarrollar diabetes mellitus tipo II entre los pacientes que tomaron HCQ frente a los que no recibieron nunca este fármaco, y el efecto fue mayor entre aquellos tratados durante más de cuatro años.[17]

El metabolismo lipídico también se ve modificado de modo favorable por los AP. Aunque los resultados no son siempre concordantes, parece que mejoran el perfil lipídico proaterogénico descrito en los pacientes con LES, disminuyendo sobre todo los niveles de colesterol total, LDL colesterol, VLDL colesterol y triglicéridos y aumentando los niveles de HDL colesterol.[18,19] Este efecto hipolipemiante es más acusado en los pacientes que reciben simultáneamente corticoides.[13,19,20]

7   Aterosclerosis y trombosis

En las últimas décadas, se ha puesto de manifiesto la estrecha relación que existe entre el LES y el desarrollo de aterosclerosis prematura,[21,22] siendo la enfermedad cardiovascular una de las principales causas de morbimortalidad en la actualidad. Aunque se desconoce el mecanismo exacto por el que los pacientes lúpicos desarrollan aterosclerosis con mayor frecuencia, se ha sugerido que podría intervenir una combinación de factores de riesgo tradicionales y otros factores relacionados con la propia enfermedad y sus tratamientos.[23]

Dados los efectos de los AP sobre la actividad del lupus y sus ya comentadas propiedades en relación con el metabolismo de la glucosa y el colesterol, sería esperable una acción beneficiosa sobre el desarrollo de aterosclerosis. Sin embargo, los estudios publicados, en los que la presencia de aterosclerosis preclínica se determinaba mediante una ecografía carotídea o la detección de calcificaciones coronarias, no han mostrado de forma unánime un efecto protector de la HCQ. Así, mientras Roman *et al.*, entre otros, encontraron una relación inversa entre el uso de la HCQ y la existencia de placa carotídea,[22] otros autores[24-26] no hallaron una menor frecuencia de aterosclerosis entre los pacientes tratados con HCQ.

Una cuestión diferente es la enfermedad vascular clínicamente manifiesta. El efecto antitrombótico de la HCQ es conocido desde hace décadas, y ha sido un fármaco empleado en la tromboprofilaxis poscirugía traumatológica antes de la disponibilidad de las heparinas subcutáneas.[27] Estudios básicos muestran una disminución en el tamaño y tiempo de persistencia del trombo, así como de la activación plaquetaria mediada por anticuerpos antifosfolipídicos en presencia de HCQ.[28,29]

En cuanto a los enfermos con LES, existen varias series observacionales que han analizado el efecto de los AP sobre las trombosis, con resultados dispares. Cuando la variable «tratamiento con HCQ» se considera en cualquier momento durante la evolución de la enfermedad, algunos autores no han encontrado un efecto protector de la HCQ,[30-32] en tanto que otros sí.[33] Cuando sólo se consideran «tratados» aquellos que recibieron los AP antes de la trombosis, los resultados tienden a mostrar una disminución del riesgo entre los pacientes que tomaban HCQ.[34,35] El único estudio en el que el tratamiento con AP se analizó como una variable tiempo-dependiente mostró una disminución de un 70 % del riesgo de trombosis durante el tratamiento con CQ o HCQ, independiente del efecto de haber presentado trombosis previas o de la presencia de anticuerpos antifosfolipídicos de forma mantenida, dos variables que se asociaron con un mayor riesgo de sufrir episodios trombóticos.[36]

8   Miscelánea

Dos estudios de corte transversal, uno en población china[37] y otro en caucásicos,[38] han mostrado valores más elevados de densidad mineral ósea en el cuello del fémur y de la columna lumbar en pacientes tratados con HCQ. En relación con este hallazgo, es posible que la HCQ tenga un efecto clínicamente favorable sobre el metabolismo de la vitamina D.[39,40]

Un estudio observacional reciente muestra una disminución del riesgo de neoplasias en pacientes con LES que reciben AP, independiente de variables como el sexo, la edad, el tabaquismo o el tratamiento con ciclofosfamida.[41] Sin embargo, este efecto debe ser confirmado en cohortes más amplias y que cuenten con perfiles clínicos y raciales diversos.

9 Daño y supervivencia

Considerando los efectos beneficiosos de los AP en la actividad de la enfermedad, metabolismo glucídico y lipídico, trombosis y, quizá, las neoplasias, es razonable asumir que los AP puedan modificar el curso del LES a medio-largo plazo. En efecto, dos estudios observacionales han mostrado una disminución del daño orgánico irreversible en pacientes con LES tratados con HCQ,[42,43] sobre todo en aquellos que no presentaban daño en el momento de iniciar el tratamiento.[42]

El daño acumulado es un importante condicionante de supervivencia en el lupus.[44] Los AP también han mostrado un consistente efecto sobre la supervivencia a largo plazo de pacientes con LES en dos estudios prospectivos en los que se llevó a cabo un análisis de datos utilizando el *propensity score*, una forma de pseudoaleatorización que contribuye a disminuir los sesgos en estudios observacionales.[36,45] El primer estudio, efectuado sobre una cohorte de 232 pacientes del País Vasco, mostró una disminución de al menos el 50 % del riesgo de fallecimiento dentro de los 15 años posteriores al diagnóstico de LES entre los pacientes tratados en algún momento con AP.[36] Es destacable que ningún paciente tratado con AP falleció como consecuencia de episodios cardiovasculares. Un segundo estudio realizado sobre 608 pacientes de la cohorte LUMINA, formada por individuos de raza blanca, negra e hispanos, ha confirmado los resultados de la cohorte europea, en un grupo étnicamente diverso y con formas de lupus más graves.[45]

10 Embarazo y lactancia

El LES es una enfermedad que afecta fundamentalmente a mujeres en edad fértil, por lo que el embarazo y la lactancia son dos situaciones que se dan con relativa frecuencia en estas pacientes. Durante el embarazo, como consecuencia de la exposición a niveles elevados de estrógenos, y tras el parto, existe un mayor riesgo de exacerbaciones agudas de la enfermedad[46] y la actividad lúpica materna es uno de los factores asociados a un pronóstico fetal adverso.[47]

El uso de HCQ durante el embarazo se ha asociado a una menor frecuencia de exacerbaciones de la enfermedad,[48-50] y ello ha permitido un consecuente incremento de neonatos vivos.[50] Si bien la HCQ atraviesa la barrera placentaria, la exposición intrauterina a este fármaco no incrementa significativamente la incidencia de malformaciones. Así, en un estudio prospectivo se compararon los resultados de 133 embarazos en 90 mujeres tratadas con HCQ con 70 embarazos en 53 mujeres que no tomaban HCQ.[48] Hubo tres malformaciones en el grupo tratado con HCQ (una hipospadias, una craneostenosis y una malformación cardíaca) por cuatro malformaciones en el grupo control. Tampoco se ha demostrado que la exposición a la HCQ, tanto en la etapa intrauterina[48,51,52] como durante la lactancia,[51] tenga un efecto pernicioso sobre el crecimiento o el desarrollo neuromotor del niño. Por todo ello, en la actualidad se considera que la HCQ es un fármaco seguro durante el embarazo y la lactancia.

11   Toxicidad

Los AP son fármacos en general muy seguros, si bien la CQ tiene un perfil menos favorable que la HCQ,[53,54] y la frecuencia de abandonos del tratamiento es muy baja.[54]

Los efectos adversos relacionados con el aparato gastrointestinal son los más frecuentes. Así, en un estudio transversal sobre una cohorte de 133 pacientes con LES,[55] las alteraciones digestivas fueron las más frecuentes: dispepsia (9,8 %), náuseas (7,5 %), vómitos (1,5 %) y diarrea (0,7 %). Estos síntomas suelen ser transitorios, desaparecen o mejoran con el tiempo o al disminuir la dosis, y no suelen obligar a su retirada. Su tolerancia mejora al administrarse con las comidas. La afectación hepática es excepcional. Entre un 5 y un 10 % de los pacientes pueden presentar síntomas generales inespecíficos como artromialgias, síntomas seudogripales, astenia y en ocasiones pérdida de peso, que suelen remitir en poco tiempo sin necesidad de suspender el tratamiento. Los efectos adversos cutáneos también son relativamente frecuentes, e incluyen una amplia variedad de manifestaciones. Puede provocar cambios en la pigmentación de la piel (véase la figura 1) y de las mucosas (encías) y decoloración grisácea en la raíz del pelo, las pestañas, las cejas y la barba, generalmente tras períodos de tratamiento prolongados, reversibles tras la retirada del fármaco. Otros efectos secundarios cutáneos son: prurito,[56] sequedad de la piel, alopecia, urticaria, brotes de psoriasis, erupciones morbiliformes o maculopapulares y dermatitis exfoliativas.

Sin embargo, el efecto adverso más temido de los AP es la toxicidad ocular, bien por depósito del fármaco en el epitelio corneal (lo que origina escasa repercusión clínica y suele desaparecer tras su retirada), bien por toxicidad retiniana. Constituye la complicación más grave de los AP, por cuanto puede conducir a una pérdida definitiva de la visión, si bien es muy infrecuente. El riesgo es mayor en los pacientes que toman CQ.[53] En un estudio multicéntrico en el que se incluyeron 1.207 pacientes en tratamiento con HCQ, sólo en un caso se realizó un diagnóstico de certeza de retinopatía por AP y en cinco casos más el diagnóstico fue de probabilidad. Cabe destacar que la incidencia de retinopatía en los pacientes que tomaban una dosis inferior a 6,5 mg/kg/día fue de 0.[57]

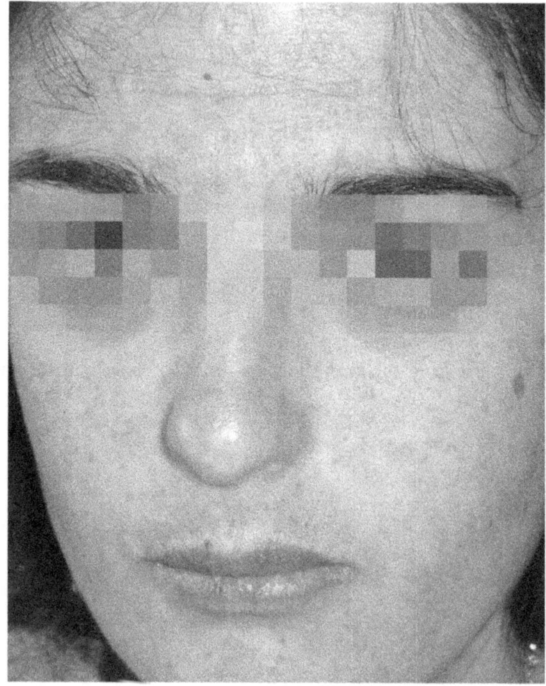

Figura 1. Pigmentación cutánea por hidroxicloroquina en enferma con LES.

Recientemente, la Academia Norteamericana de Oftalmología ha publicado una guía,[58] en la que se clasifican los pacientes de alto o bajo riesgo de desarrollar una retinopatía en función de los siguientes criterios: dosis de HCQ mayor o menor de 6,5 mg/kg/día, duración del tratamiento mayor o menor de cinco años, proporción de grasa corporal alta o baja/media, presencia o ausencia de enfermedad renal o hepática concomitante, y edad mayor o menor de 60 años. Inicialmente, la retinopatía inducida por AP es asintomática, y tras varios años latente puede manifestarse clínicamente como dificultad para la lectura, fotofobia, visión lejana borrosa y defectos del campo visual. El diagnóstico se basa sobre todo en la demostración de cambios pigmentarios retinianos permanentes en el estudio del fondo de ojo y en la exploración del campo visual central (prueba de la rejilla de Amsler) y de la visión cromática, constatándose, en caso de afectación, escotomas centrales o paracentrales para el color rojo.

En nuestra práctica habitual, los pacientes clasificados «de bajo riesgo» que van a ser tratados con HCQ son sometidos a un examen oftalmológico antes de iniciar el tratamiento, con objeto de descartar la existencia de afectación ocular previa, y luego son revisados anual o bianualmente, incluyendo en la revisión un estudio fundoscópico, una campimetría y una prueba de la rejilla de Amsler. Los escasos pacientes tratados con CQ o catalogados de «alto riesgo» deben ser sometidos a una revisión cada seis meses.

Otras reacciones adversas relacionadas con los AP se recogen en la tabla 1.

---

1. Gastrointestinales
> Anorexia, pirosis, náuseas, vómitos, diarrea, dolor abdominal.

2. Hepáticos
> Aumento de transaminasas, insuficiencia hepática excepcional.

3. Cutáneos
> Hiperpigmentación mucocutánea y ungueal, efecto «blanqueador» sobre pelo, seudoictericia, prurito, alopecia, sequedad de piel, urticaria y erupciones morbiliformes, exacerbación de psoriasis y dermatitis exfoliativa.

4. Oculares
> Toxicidad corneal: visión borrosa y halos.
> Toxicidad retiniana: dificultad para la lectura, fotofobia, visión lejana borrosa, defectos campimétricos y disminución de la agudeza visual.

5. Neuromusculares
> Neuropatías, convulsiones, manía, insomnio, psicosis, cefaleas, sordera, miopatía, síndrome miasteniforme y miocardiopatía.

6. Hematológicos
> Aplasia medular, anemia hemolítica, citopenias.

7. Generales
> Astenia, adelgazamiento, malestar impreciso general.

Tabla 1. Efectos adversos relacionados con el uso de antipalúdicos.

12   Conclusiones y recomendaciones

Los AP son fármacos en general útiles y seguros para el tratamiento del LES. Por un lado, previenen las exacerbaciones de la enfermedad, incluso graves, y pueden ser buenos coadyuvantes para inducir y mantener remisión en los casos con afección orgánica. Como factor positivo adicional, permiten una reducción de las dosis de corticoides y no causan inmunodepresión.

Por otro lado, presentan una serie de efectos metabólicos muy favorables (mejoría del perfil glucémico y lipídico) que pueden tener un importante impacto en la prevención de la enfermedad cardiovascular, una de las primeras causas de morbimortalidad en pacientes con lupus. Estas propiedades no se han traducido de forma clara en una reducción de la aterosclerosis subclínica. Sin embargo, y gracias también a sus efectos antitrombóticos, sí se ha observado una clara disminución de las trombosis en pacientes con lupus tratados con antipalúdicos, así como una menor frecuencia de muerte de origen vascular. Otros efectos potenciales que hay que confirmar son el incremento de la densidad mineral ósea y la disminución del riesgo de neoplasias (véase la tabla 2).

La toxicidad de los AP puede definirse como infrecuente, leve y reversible. En este capítulo, la HCQ es claramente superior a la CQ, sobre todo a nivel ocular. Este excelente perfil de seguridad se mantiene durante el embarazo y la lactancia, períodos en los

• Control de la actividad lúpica (también en pacientes embarazadas).
• Mejoría del perfil lipídico y glucídico.
• Prevención de las trombosis.
• Disminución del daño orgánico irreversible.
• Disminución de la mortalidad.
• Aumento de la densidad mineral ósea?
• Protección frente a neoplasias?

Tabla 2. Efectos de los antipalúdicos en pacientes con lupus.

que los AP, fundamentalmente la HCQ, deben mantenerse por su capacidad de prevenir brotes que pueden conllevar un mal pronóstico materno o fetal.

En conjunto, los AP han demostrado que disminuyen el daño orgánico irreversible y aumentan la supervivencia a largo plazo de pacientes con LES, resultados que se han repetido de forma consistente en cohortes de diferente origen étnico y con distinta gravedad de la enfermedad. Ningún otro medicamento utilizado en el tratamiento del LES ha mostrado semejante influencia en el curso de la enfermedad.

Todos los pacientes con LES, independientemente del grado de gravedad que presenten, deberían ser tratados con AP, preferiblemente HCQ, salvo en los raros casos en que existan contraindicaciones y desde el diagnóstico de la enfermedad. La HCQ no debe suspenderse si evoluciona a formas más graves, a pesar de que se inicien tratamientos inmunodepresores más potentes. Asimismo, debe mantenerse durante el embarazo y el puerperio, incluso si se produce lactancia materna. La vigilancia de la toxicidad ocular, muy infrecuente a dosis habituales de hasta 400 mg/día (según peso), consistirá en una exploración oftalmológica basal, que se repetirá cada uno o dos años, o cada seis meses en pacientes de alto riesgo.

BIBLIOGRAFÍA

1. Wallace DJ. The history of antimalarials. Lupus 1996; 5: s2-3.

2. Furst DE. Pharmacokinetics of hydroxychloroquine and chloroquine during treatment of rheumatic diseases. Lupus 1996; 5: s11-5.

3. Rahman P, Gladman DD, Urowitz MB. Smoking interferes with efficacy of antimalarial therapy in cutaneous lupus. J Rheumatol 1998; 25: 1716-719.

4. Leroux G, Costedoat-Calumeau N, Hulot JS, et al. Relationship between blood hydroxychloroquine and desethylchloroquine concentrations and cigarette smoking in treated patients with connective tissue diseases. Ann Rheum Dis 2007; 66: 1547-548.

5. Fox R. Antimalarial drugs: possible mechanism of action in autoimmune disease and prospect for drug development. Lupus 1996; 5: s4-10.

6. Van den Borne BE, Dijkmans BA, de Rooij HH, le Cessie S, Verweij CL. Chloroquine and hydroxychloroquine equally affect tumor necrosis factor-alpha, interleukin 6, and interferon-gamma production by peripheral blood mononuclear cells. J Rheumatol 1997; 24: 55-60.

7. Ermann J, Bermas BL. The biology behind the new therapies for SLE. Int J Clin Pract 2007; 61: 2113-119.

8. The Canadian Hydroxychloroquine Study Group. A randomized study of the effect of withdrawing hydroxychloroquine sulfate in systemic lupus erythematosus. N Engl J Med 1991; 324: 150-54.

9. Meinao IM, Sato EI, Andrade LE, Ferraz MB, Atra E. Controlled trial with chloroquine diphosphate in systemic lupus erythematosus. Lupus 1996; 5: 237-41.

10. Williams HJ, Egger MJ, Singer JZ, et al. Comparison of hydroxychloroquine and placebo in the treatment of the arthropathy of mild systemic lupus erythematosus. J Rheumatol 1994; 21: 1457-462.

11. Kasitanon N, Fine DM, Haas M, Magder LS, Petri M. Hydroxychloroquine use predicts complete renal remission within 12 months among patients treated with mycophenolate mofetil therapy for membranous lupus nephritis. Lupus 2006; 15: 366-70.

12. Barber CEH, Geldenhuys L, Hanly JG. Sustained remission of lupus nephritis. Lupus 2006; 15: 94-101.

13. Petri M. Hydroxychloroquine use in the Baltimore lupus cohort: effects on lipids, glucose and thrombosis. Lupus 1996; 1: s16-s22.

14. Gerstein HC, Thorpe KE, Taylor DW, Haynes RB. The effectiveness of hydroxychloroquine in patients with type 2 diabetes mellitus who are refractory to sulfonylureas; a randomized trial. Diabetes Res Clin Pract 2002; 55: 209-19.

15. Smith GD, Christensen JR, Rideout JM, Peters TJ. Hepatic processing of insulin. Characterization of differential inhibition by weak bases. Eur J Biochem 1989; 181: 287-94.

16. Bevan AP, Kkrook A, Tikerpae J, Sea-

bright PJ, Siddle K, Smith DG. Chloroquine extends the lifetime of the activated insulin receptor complex in endosomes. J Biol Chem 1997; 272: 26833-840.

17. Wasko MCM, Hubert HB, Lingala VB, *et al.* Hydroxychloroquine and risk of diabetes in patients with rheumatoid arthritis. JAMA 2007; 298: 187-93.

18. Tam LS, Gladman DD, Hallett DC, Rahman P, Urowitz MB. Effect of antimalarial agents on the fasting lipid profile in systemic lupus erythematosus. J Rheumatol 2000; 27: 2142-145.

19. Borba EF, Bonfa E. Longterm beneficial effect of chloroquine diphosphate on lipoprotein profile in lupus patients with and without steroid therapy. J Rheumatol 2001; 28: 780-85.

20. Rahman P, Gladman DD, Urowitz MB, Yuen K, Hallett D, Bruce IN. The cholesterol lowering effect of antimalarial drugs is enhanced in patients with lupus taking corticosteroid drugs. J Rheumatol 1999; 26: 325-30.

21. Asanuma Y, Oeser A, Shintani AK, *et al.* Premature coronary-artery atherosclerosis in systemic lupus erythematosus. New Engl J Med 2003; 349: 2407-415.

22. Roman MJ, Shanker BA, Davis A, *et al.* Prevalence and correlates of accelerated atherosclerosis in systemic lupus erythematosus. N Engl J Med 2003; 349: 2399-406.

23. Esdaile JM, Abrahamowicz M, Grodzicky T, *et al.* Traditional Framingham risk factors fall to account for accelerated atherosclerosis in systemic lupus erythemato-

sus. Arthritis Rheuma 2001; 44: 2331-337.

24. Manzi S, Selzer F, Sutton-Tyrrell K, *et al.* Prevalence and risk factors of carotid plaque in women with systemic lupus erythematosus. Arthritis Rheum 1999; 42: 51-60.

25. Von Feldt JM, Scalzi LV, Cucchiara AJ, *et al.* Homocysteine levels and disease duration independently correlate with coronary artery calcification in patients with systemic lupus erythematosus. Arthritis Rheum 2006; 54: 2220-227.

26. Maksimowicz-McKinnon K, Magder LS, Petri M. Predictors of carotid atherosclerosis in systemic lupus erythematosus. J Rheumatol 2006; 33: 2458-463.

27. Pilcher BD. Hydroxychloroquine sulphate in prevention of thromboembolic phenomena in surgical patients. Am Surg 1975; 41: 761-66.

28. Edwards MH, Pierangeli S, Liu X, Barker JH, Anderson G, Harris EN. Hydroxychloroquine reverses thrombogenic properties of antiphospholipid antibodies in mice. Circulation 1997; 96: 4380-384.

29. Espinola RG, Pierangeli SS, Gharavi AE, Harris EN. Hydroxychloroquine reverses platelet activation induced by human IgG antiphospholipid antibodies. Thromb Haemost 2002; 87: 518-22.

30. Mok CC, Tang SSK, To CH, Petri M. Incidence and risk factors of thromboembolism in systemic lupus erythematosus. A comparison of three ethnic groups. Arthritis Rheum 2005; 52: 2774-782.

31. Toloza SM, Uribe AG, McGwin G Jr,

et al. Systemic lupus erythematosus in a multiethnic US cohort (LUMINA). XXIII. Baseline predictors of vascular events. Arthritis Rheum 2004; 50: 3947-957.

32. De Leew K, Freire B, Smit AJ, Bootsma H, Kallenberg CG, Bijl M. Traditional and non-traditional risk factors contribute to the development of accelerated atherosclerosis in patients with systemic lupus erythematosus. Lupus 2006; 15: 675-82.

33. Wallace DJ. Does hydroxychloroquine sulfate prevent clot formation in systemic lupus erythematosus? Arthritis Rheum 1987; 30: 1435-436.

34. Ho KT, Ahn CW, Alarcon GS, *et al.* Systemic lupus erythematosus in a multiethnic cohort (LUMINA): XXVIII. Factors predictive of thrombotic events. Rheumatology (Oxford) 2005; 44: 1303-307.

35. Erkan D, Yazici Y, Peterson MG, Sammarino L, Lockshin DM. A cross-sectional study of clinical thrombotic risk factors and preventive treatments in antiphospholipid syndrome. Rheumatology 2002; 41: 924-29.

36. Ruiz-Irastorza G, Egurbide MV, Pijoan JI, *et al.* Effect of antimalarials on thrombosis and survival in patients with systemic lupus erythematosus. Lupus. 2006; 15: 577-83.

37. Mok CC, Mak K, Ma KM. Bone mineral density in postmenopausal Chinese patients with systemic lupus erythematosus. Lupus 2005; 14: 106-12.

38. Lakshminarayanan S, Walsh S, Mohanraj M, Rothfield N. Factors associated with low bone mineral density in female patients with systemic lupus erythematosus. J Rheumatol 2001; 28: 102-08.

39. Huisman AM, White KP, Algra A, *et al.* Vitamin D levels in women with systemic lupus erythematosus and fibromyalgia. J Rheumatol 2001; 28: 2535-539.

40. Ruiz-Irastorza G, Egurbide MV, Olivares N, Martínez-Berriotxoa A, Aguirre C. Vitamin D deficiency in systemic lupus erythematosus: prevalence, predictors and clinical consequences. Rheumatology (Oxford). En prensa.

41. Ruiz-Irastorza G, Ugarte A, Egurbide MV, Garmendia M, Pijoan JI, Martínez-Berriotxoa A, Aguirre C. Antimalarials may influence the risk of malignancy in systemic lupus erythematosus. Ann Rheum Dis 2007; 66: 815-17.

42. Fessler BJ, Alarcon GS, McGwin G Jr, y col.; LUMINA Study Group. Systemic lupus erythematosus in three ethnic groups: XVI. Association of hydroxychloroquine use with reduced risk of damage accrual. Arthritis Rheum 2005; 52: 1473-480.

43. Molad Y, Gorshtein A, Wysenbeek AJ, *et al.* Protective effect of hydroxychloroquine in systemic lupus erythematosus. Prospective long-term study of an Israeli cohort. Lupus 2002; 11: 356-61.

44. Nossent J, Cikes N, Kiss E, *et al.* Current causes of death in systemic lupus erythematosus in Europe, 2000-2004: relation to disease activity and damage accrual. Lupus 2007; 16: 309-17.

45. Alarcon GS, McGwin G Jr, Bertoli AM, *et al.* Effect of hydroxychloroquine in

the survival of patients with systemic lupus erythematosus. data from LUMINA, a multiethnic US cohort (LUMINA L). Ann Rheum Dis 2007; 66: 1168-172.

46. Ruiz-Irastorza G, Lima F, Alves J, *et al.* Increased rate of lupus flare during pregnancy and the puerperium: a prospective study of 78 pregnancies. Br J Rheumatol 1996; 35: 133-38.

47. Clowse MEB, Magder LS, Petri M. The impact of increased lupus activity on obstetric outcomes. Arthritis Rheum 2005; 52: 514-21.

48. Costedoat-Chalumeau N, Amoura Z, Duhaut P, *et al.* Safety of hydroxychloroquine in pregnant patients with connective tissue diseases: a study of one hundred thirty-three cases compared with a control group. Arthritis Rheum 2003; 48: 3207-211.

49. Levy RA, Vilela VS, Cataldo MJ, *et al.* Hydroxychloroquine (HCQ) in lupus pregnancy: double-blind and placebo-controlled study. Lupus 2001; 10: 401-04.

50. Clowse ME, Magder L, Witter F, Petri M. Hydroxychloroquine in lupus pregnancy. Arthritis Rheum 2006; 54: 3640-647.

51. Ostensen M, Khamashta M, Lockshin M, *et al.* Anti-inflammatory and immunosuppressive drugs and reproduction. Arthritis Res Ther 2006; 8: 209-27.

52. Motta M, Tincani A, Faden D, *et al.* Follow-up of infants exposed to hydroxychloroquine given to mothers during pregnancy and lactation. J Perinatol 2005; 25: 86-9.

53. Finbloom DS, Silver K, Newsome DA, Gunkel R. Comparison of hydroxychloroquine and chloroquine use and the development of retinal toxicity. J Rheumatol 1985; 12: 692-94.

54. Aviña-Zubieta JA, Galindo-Rodríguez G, Newman S, Suárez-Almanzor ME, Russell AS: Long term effectiveness of antimalarial drugs in rheumatic diseases. Ann Rheum Dis 1998; 57: 582-87.

55. Jiménez-Alonso J, Sabio JM, Carrillo-Alascio PL, *et al.* Intolerance to hydroxychloroquine marketed in Spain (Dolquine) in patients with autoimmune conditions. Rev Clin Esp 2004; 204: 588-91.

56. Jiménez-Alonso J, Tercedor J, Jáimez L, García-Lora E. Antimalarials drugs-induced aquagenic-type pruritus in patients with lupus. Arthrtis Rheum 1998; 41: 744-45.

57. Levy GD, Munz SJ, Paschal J, Cohen HB, Pince KJ, Peterson T. Incidence of hydroxychloroquine retinopathy in 1.207 patients in a large multicenter outpatient practice. Arthritis Rheum 1997; 40: 1482-486.

58. Marmor MF, Carr RE, Easterbrook M, Farjo AA, Mieler WF. Recommendations on screening for chloroquine and hydroxychloroquine retinopathy: a report by the American Academy of Ophthalmology. Ophthalmology 2002; 109: 1377-382.

www.ingramcontent.com/pod-product-compliance
Lightning Source LLC
LaVergne TN
LVHW080444200726

843507LV00004B/930